Nieren-Diät-Kochbuch für Einsteiger

Kuratierte Ernährungs Auswahl für optimale Nierengesundheit. Stärken Sie sich bei der Nahrungsauswahl und fördern Sie Ihr Wohlbefinden

Anita Hulsey

Inhaltsverzeichnis

EINFÜHRUNG

Lernen Sie Simon kennen, einen lebhaften und energiegeladenen Menschen, der schon immer die einfachen Freuden des Lebens genossen hat, vom morgendlichen Joggen bis zum Kochen köstlicher Mahlzeiten für seine Familie. Vor kurzem wurde bei Simon eine chronische Nierenerkrankung (CKD) diagnostiziert, eine Erkrankung, die erhebliche Änderungen seines Lebensstils, insbesondere seiner Ernährung, erforderlich machte. Zunächst überwältigt von den diätetischen Einschränkungen und der Fülle widersprüchlicher Informationen, begab sich Simon auf eine Reise, um die essentiellen Lebensmittel zu entdecken, die seine Nierengesundheit unterstützen würden, ohne auf Geschmack und Genuss zu verzichten.

Durch sorgfältige Forschung und Beratung mit Ernährungswissenschaftlern hat Simon gelernt, dass es bei einer zahnfreundlichen Ernährung nicht nur darum geht, bestimmte Lebensmittel wegzulassen, sondern auch eine Vielzahl nährstoffreicher Optionen zu wählen, die seinen neuen Bedürfnissen gerecht werden. Er erkannte, wie wichtig es ist, essentielle Nährstoffe ausgleichen, die Natriumaufnahme zu kontrollieren und die richtigen Proteine auszuwählen, und das alles, ohne dabei sättigende und schmackhafte Mahlzeiten zu genießen.

In diesem Leitfaden „The Essential Foods Lists for Kidney Disease" teilt Simon seine Erkenntnisse und Erfahrungen mit dem Ziel, anderen dabei zu helfen, ihre Ernährungsweise problemlos zu meistern. Simons Geschichte ist ein Beweis dafür, wie wichtig fundierte Entscheidungen und eine positive Einstellung sind – vom Verständnis darüber, welche Lebensmittel zu priorisieren sind, bis hin zur Freude am

Kochen rückenfreundlicher Rezepte. Begleiten Sie Simon, während er eine umfassende Liste essentieller Lebensmittel erkundet und köstliche Rezepte für Frühstück, Mittag- und Abendessen teilt, die den Weg zu einer besseren Nierengesundheit sowohl erreichbar als auch angenehm machen.

KAPITEL EINS

Frühstücksrezepte

 - Blaubeer-Haferflocken

Blaubeer-Haferflocken-Rezepte

Rezept 1:

Klassisches Blaubeer-Haferflocken Mehl

Zutaten:
- 1 Tasse Haferflocken
- 2 Tassen Wasser oder fettarme Milch
- 1 Tasse frische oder gefrorene Blaubeeren
- 1 Esslöffel Honig oder Ahornsirup (optional)
- 1/2 Teelöffel Vanilleextrakt
- Eine Prise Salz

- 1/4 Teelöffel gemahlener Zimt (optional)

Anweisungen:
1. In einem mittelgroßen Topf Wasser oder Milch zum Kochen bringen.
2. Haferflocken und eine Prise Salz hinzufügen und dann die Hitze auf mittlere bis niedrige Stufe reduzieren.
3. Unter gelegentlichem Rühren kochen, bis die Haferflocken weich und die Mischung cremig ist, etwa 5–7 Minuten.
4. Blaubeeren, Honig oder Ahornsirup, Vanilleextrakt und Zimt unterrühren.
5. Weitere 2-3 Minuten kochen, bis die Blaubeeren weich sind.
6. Warm servieren, optional mit ein paar zusätzlichen Blaubeeren und einem Schuss Honig garniert.

Nährwertangaben (pro Portion):
- Kalorien: 210
- Protein: 6g
- Kohlenhydrate: 45 g
- Ballaststoffe: 6g
- Zucker: 10g

- Fett: 3g
- Natrium: 60 mg

Kochzeit: 10 Minuten
Portionsgröße: 2 Portionen

Rezept 2:

Blaubeer-Mandel-Haferflocken

Zutaten:
- 1 Tasse Haferflocken
- 2 Tassen Mandelmilch
- 1 Tasse frische oder gefrorene Blaubeeren
- 2 Esslöffel Mandelbutter
- 1 Esslöffel Honig oder Agavensirup
- 1/2 Teelöffel Vanilleextrakt
- Eine Prise Salz
- 1/4 Tasse gehobelte Mandeln (optional)

Anweisungen:
1. In einem mittelgroßen Topf Mandelmilch zum Kochen bringen.

2. Haferflocken und eine Prise Salz hinzufügen und dann die Hitze auf mittlere bis niedrige Stufe reduzieren.
3. Unter gelegentlichem Rühren kochen, bis die Haferflocken weich und die Mischung cremig ist, etwa 5–7 Minuten.
4. Blaubeeren, Mandelbutter, Honig oder Agavendicksaft und Vanilleextrakt unterrühren.
5. Weitere 2-3 Minuten kochen, bis die Blaubeeren weich sind.
6. Warm servieren, garniert mit Mandelblättchen.

Nährwertangaben (pro Portion):
- Kalorien: 250
- Protein: 8g
- Kohlenhydrate: 45 g
- Ballaststoffe: 7 g
- Zucker: 12g
- Fett: 8g
- Natrium: 70 mg

Kochzeit: 10 Minuten
Portionsgröße: 2 Portionen

Rezept 3:

Blaubeer-Bananen-Haferflocken

Zutaten:
- 1 Tasse Haferflocken
- 2 Tassen Wasser oder fettarme Milch
- 1 Tasse frische oder gefrorene Blaubeeren
- 1 reife Banane, in Scheiben geschnitten
- 1 Esslöffel Honig oder Ahornsirup (optional)
- 1/2 Teelöffel Vanilleextrakt
- Eine Prise Salz
- 1/4 Teelöffel gemahlener Zimt (optional)

Anweisungen:
1. In einem mittelgroßen Topf Wasser oder Milch zum Kochen bringen.
2. Haferflocken und eine Prise Salz hinzufügen und dann die Hitze auf mittlere bis niedrige Stufe reduzieren.

3. Unter gelegentlichem Rühren kochen, bis die Haferflocken weich und die Mischung cremig ist, etwa 5–7 Minuten.

4. Blaubeeren, Bananenscheiben, Honig oder Ahornsirup, Vanilleextrakt und Zimt unterrühren.

5. Weitere 2-3 Minuten kochen, bis die Blaubeeren weich sind.

6. Warm servieren, optional mit zusätzlichen Bananenscheiben und Blaubeeren garniert.

Nährwertangaben (pro Portion):
- Kalorien: 230
- Protein: 5g
- Kohlenhydrate: 50g
- Ballaststoffe: 7 g
- Zucker: 15g
- Fett: 3g
- Natrium: 60 mg

Kochzeit: 10 Minuten
Portionsgröße: 2 Portionen

Rezept 4:

Blaubeer-Walnuss-Haferflocken

Zutaten:
- 1 Tasse Haferflocken
- 2 Tassen Wasser oder fettarme Milch
- 1 Tasse frische oder gefrorene Blaubeeren
- 2 Esslöffel gehackte Walnüsse
- 1 Esslöffel Honig oder Ahornsirup (optional)
- 1/2 Teelöffel Vanilleextrakt
- Eine Prise Salz
- 1/4 Teelöffel gemahlener Zimt (optional)

Anweisungen:
1. In einem mittelgroßen Topf Wasser oder Milch zum Kochen bringen.
2. Haferflocken und eine Prise Salz hinzufügen und dann die Hitze auf mittlere bis niedrige Stufe reduzieren.
3. Unter gelegentlichem Rühren kochen, bis die Haferflocken weich und die Mischung cremig ist, etwa 5–7 Minuten.

4. Blaubeeren, gehackte Walnüsse, Honig oder Ahornsirup, Vanilleextrakt und Zimt unterrühren.

5. Weitere 2-3 Minuten kochen, bis die Blaubeeren weich sind.

6. Warm servieren, optional mit gehackten Walnüssen und Blaubeeren garniert.

Nährwertangaben (pro Portion):
- Kalorien: 240
- Protein: 6g
- Kohlenhydrate: 45 g
- Ballaststoffe: 6g
- Zucker: 10g
- Fett: 7g
- Natrium: 60 mg

Kochzeit: 10 Minuten
Portionsgröße: 2 Portionen

- Vegetarisches Eiweiß-Omelett

Rezept 1:

Spinat-Feta-Eiweiß-Omelett

Zutaten:
- 4 Eiweiß
- 1/4 Tasse frischer Spinat, gehackt
- 2 EL zerbröselter Feta-Käse
- 1 EL gehackte Zwiebel
- 1 TL Olivenöl
- Salz und Pfeffer nach Geschmack

Nährwertangaben (pro Portion):
- Kalorien: 110
- Protein: 15g
- Fett: 4g
- Kohlenhydrate: 4g

Kochzeit: 10 Minuten
Portionsgröße: 1 Omelett

Anweisungen:
1. Das Eiweiß in einer Schüssel schaumig schlagen.

2. Das Olivenöl in einer beschichteten Pfanne bei mittlerer Hitze erhitzen.

3. Die gehackte Zwiebel dazugeben und 2-3 Minuten anbraten, bis sie glasig ist.

4. Den gehackten Spinat hinzufügen und eine weitere Minute anbraten.

5. Das Eiweiß in die Pfanne geben und 2-3 Minuten kochen lassen.

6. Streuen Sie den Feta-Käse über das Omelett.

7. Das Omelett halbieren und weitere 2–3 Minuten garen.

8. Das Omelett auf einen Teller gleiten lassen und mit Salz und Pfeffer würzen.

Rezept 2:

Gemüse-Medley-Eiweiß-Omelett

Zutaten:
- 4 Eiweiß
- 1/4 Tasse gewürfelte Paprika
- 1/4 Tasse gewürfelte Pilze
- 2 EL gewürfelte Tomaten
- 1 EL gehackter Knoblauch

- 1 TL Olivenöl
- Salz und Pfeffer nach Geschmack

Nährwertangaben (pro Portion):
- Kalorien: 100
- Protein: 16g
- Fett: 3g
- Kohlenhydrate: 5g

Kochzeit: 12 Minuten
Portionsgröße: 1 Omelett

Anweisungen:
1. Das Eiweiß in einer Schüssel schaumig schlagen.
2. Das Olivenöl in einer beschichteten Pfanne bei mittlerer Hitze erhitzen.
3. Den gehackten Knoblauch hinzufügen und 1 Minute anbraten.
4. Die gewürfelte Paprika, die Pilze und die Tomaten in die Pfanne geben und 3–4 Minuten anbraten.
5. Gießen Sie das Eiweiß in die Pfanne und lassen Sie es 3-4 Minuten kochen.

6. Falten Sie das Omelett vorsichtig mit einem Spatel in zwei Hälften.
7. Weitere 2-3 Minuten kochen lassen.
8. Das Omelett auf einen Teller gleiten lassen und mit Salz und Pfeffer würzen.

Rezept 3:

Spargel-Käse-Eiweiß-Omelett

Zutaten:
- 4 Eiweiß
- 1/4 Tasse gehackter Spargel
- 2 EL geriebener Cheddar-Käse
- 1 EL gehackte Zwiebel
- 1 TL Olivenöl
- Salz und Pfeffer nach Geschmack

Nährwertangaben (pro Portion):
- Kalorien: 120
- Protein: 15g
- Fett: 5g
- Kohlenhydrate: 3g

Kochzeit: 12 Minuten

Portionsgröße: 1 Omelette

Anweisungen:
1. Das Eiweiß in einer Schüssel schaumig schlagen.
2. Das Olivenöl in einer beschichteten Pfanne bei mittlerer Hitze erhitzen.
3. Die gehackte Zwiebel dazugeben und 2-3 Minuten anbraten, bis sie glasig ist.
4. Den gehackten Spargel in die Pfanne geben und 3-4 Minuten anbraten.
5. Gießen Sie das Eiweiß in die Pfanne und lassen Sie es 3-4 Minuten kochen.
6. Streuen Sie den geriebenen Cheddar-Käse über das Omelett.
7. Das Omelett halbieren und weitere 2–3 Minuten garen.
8. Das Omelett auf einen Teller gleiten lassen und mit Salz und Pfeffer würzen.

Rezept 4:

Brokkoli-Tomaten-Eiweiß-Omelett

Zutaten:

- 4 Eiweiß
- 1/4 Tasse gehackter Brokkoli
- 2 EL gewürfelte Tomaten
- 1 EL gehackte rote Zwiebel
- 1 TL Olivenöl
- Salz und Pfeffer nach Geschmack

Nährwertangaben (pro Portion):
- Kalorien: 100
- Protein: 16g
- Fett: 3g
- Kohlenhydrate: 4g

Kochzeit: 12 Minuten
Portionsgröße: 1 Omelette

Anweisungen:
1. Das Eiweiß in einer Schüssel schaumig schlagen.
2. Das Olivenöl in einer beschichteten Pfanne bei mittlerer Hitze erhitzen.
3. Die gehackten roten Zwiebeln hinzufügen und 2–3 Minuten anbraten.
4. Den gehackten Brokkoli in die Pfanne geben und 3–4 Minuten anbraten.

5. Die gewürfelten Tomaten dazugeben und eine weitere Minute anbraten.

6. Gießen Sie das Eiweiß in die Pfanne und lassen Sie es 3-4 Minuten kochen.

7. Falten Sie das Omelett vorsichtig mit einem Spatel in zwei Hälften.

8. Weitere 2-3 Minuten kochen lassen.

9. Das Omelett auf einen Teller gleiten lassen und mit Salz und Pfeffer würzen.

- Rückenfreundlicher Smoothie

Rezept 1:

Nierenfreundlicher Heidelbeer-Bananen-Smoothie

Zutaten:
- 1 Tasse ungesüßte Mandelmilch
- 1/2 Tasse frische oder gefrorene Blaubeeren
- 1 kleine reife Banane
- 1 EL gemahlener Leinsamen

- 1 TL Honig (optional)

Nährwertangaben (pro Portion):
- Kalorien: 180
- Protein: 4g
- Fett: 6g
- Kohlenhydrate: 28g
- Kalium: 350 mg
- Phosphor: 125 mg

Kochzeit: 5 Minuten
Portionsgröße: 1 Smoothie

Anweisungen:
1. Alle Zutaten in einen Mixer geben.
2. Bei hoher Geschwindigkeit mixen, bis eine glatte und cremige Masse entsteht.
3. Den Smoothie in ein Glas füllen und genießen.

Rezept 2:

Kiwi-Ananas-Nierenfreundlicher Smoothie

Zutaten:
- 1 Tasse ungesüßte Kokosmilch
- 1 Kiwi, geschält und gehackt
- 1/2 Tasse frische oder gefrorene Ananasstücke
- 1 EL Chiasamen
- 1 TL Honig (optional)

Nährwertangaben (pro Portion):
- Kalorien: 190
- Protein: 3g
- Fett: 10g
- Kohlenhydrate: 22g
- Kalium: 330 mg
- Phosphor: 115 mg

Kochzeit: 5 Minuten
Portionsgröße: 1 Smoothie

Anweisungen:
1. Alle Zutaten in einen Mixer geben.
2. Bei hoher Geschwindigkeit mixen, bis eine glatte und cremige Masse entsteht.
3. Den Smoothie in ein Glas füllen und genießen.

Rezept 3:

Rückenfreundlicher Mango-Pfirsich-Smoothie

Zutaten:
- 1 Tasse ungesüßte Mandelmilch
- 1/2 Tasse frische oder gefrorene Mangostücke
- 1/2 Tasse frische oder gefrorene Pfirsichscheiben
- 1 EL ungesüßte Kokosraspeln
- 1 TL Limettensaft

Nährwertangaben (pro Portion):
- Kalorien: 170
- Protein: 3g
- Fett: 5g
- Kohlenhydrate: 28g
- Kalium: 350 mg
- Phosphor: 100 mg

Kochzeit: 5 Minuten
Portionsgröße: 1 Smoothie

Anweisungen:
1. Alle Zutaten in einen Mixer geben.
2. Bei hoher Geschwindigkeit mixen, bis eine glatte und cremige Masse entsteht.
3. Den Smoothie in ein Glas füllen und genießen.

Rezept 4:

Nierenfreundlicher Erdbeer-Avocado-Smoothie

Zutaten:
- 1 Tasse ungesüßte Kokosmilch
- 1/2 Tasse frische oder gefrorene Erdbeeren
- 1/4 reife Avocado
- 1 EL Mandelbutter
- 1 TL Honig (optional)

Nährwertangaben (pro Portion):
- Kalorien: 240
- Protein: 5g
- Fett: 15g

- Kohlenhydrate: 20 g
- Kalium: 380 mg
- Phosphor: 140 mg

Kochzeit: 5 Minuten
Portionsgröße: 1 Smoothie

Anweisungen:
1. Alle Zutaten in einen Mixer geben.
2. Bei hoher Geschwindigkeit mixen, bis eine glatte und cremige Masse entsteht.
3. Den Smoothie in ein Glas füllen und genießen.

- Quinoa-Frühstücksschüssel

Rezept 1:

Blaubeer-Quinoa-Frühstücksschüssel

Zutaten:
- 1/2 Tasse gekochte Quinoa
- 1/2 Tasse frische oder gefrorene Blaubeeren

- 2 EL ungesüßte Mandelmilch
- 1 TL Honig
- 1 EL gehobelte Mandeln
- 1 TL Chiasamen

Nährwertangaben (pro Portion):
- Kalorien: 240
- Protein: 8g
- Fett: 9g
- Kohlenhydrate: 35 g
- Faser: 6g
- Kalium: 300 mg
- Phosphor: 200 mg

Kochzeit: 10 Minuten
Portionsgröße: 1 Schüssel

Anweisungen:
1. Quinoa nach Packungsanleitung kochen.
2. In einer Schüssel gekochtes Quinoa, Blaubeeren, Mandelmilch und Honig vermischen.
3. Mit Mandelblättchen und Chiasamen belegen.

4. Genießen Sie Ihre Blueberry Quinoa Breakfast Bowl!

Rezept 2:

Apfel-Zimt-Quinoa-Frühstücksschüssel

Zutaten:
- 1/2 Tasse gekochte Quinoa
- 1/2 Tasse gewürfelter Apfel
- 2 EL ungesüßte Mandelmilch
- 1 TL Zimt
- 1 EL gehackte Walnüsse
- 1 TL Ahornsirup (optional)

Nährwertangaben (pro Portion):
- Kalorien: 255
- Protein: 7g
- Fett: 11g
- Kohlenhydrate: 35 g
- Ballaststoffe: 5 g
- Kalium: 280 mg
- Phosphor: 220 mg

Kochzeit: 10 Minuten

Portionsgröße: 1 Schüssel

Anweisungen:
1. Quinoa nach Packungsanleitung kochen.
2. In einer Schüssel gekochtes Quinoa, Apfelwürfel, Mandelmilch und Zimt vermischen.
3. Mit gehackten Walnüssen belegen und mit Ahornsirup beträufeln (falls verwendet).
4. Genießen Sie Ihr Apfel-Zimt-Quinoa-Frühstück Bowl!

Rezept 3:

Tropische Quinoa-Frühstücksschüssel

Zutaten:
- 1/2 Tasse gekochte Quinoa
- 1/2 Tasse gewürfelte Ananas
- 1/4 Tasse gewürfelte Mango
- 2 EL ungesüßte Kokosmilch
- 1 EL Kokosraspeln
- 1 TL Limettensaft

Nährwertangaben (pro Portion):
- Kalorien: 265
- Protein: 6g
- Fett: 10g
- Kohlenhydrate: 40g
- Ballaststoffe: 5 g
- Kalium: 350 mg
- Phosphor: 180 mg

Kochzeit: 10 Minuten
Portionsgröße: 1 Schüssel

Anweisungen:
1. Quinoa nach Packungsanleitung kochen.
2. In einer Schüssel die gekochte Quinoa, die gewürfelte Ananas, die gewürfelte Mango und die Kokosmilch vermischen.
3. Mit Kokosraspeln und einem Spritzer Limettensaft belegen.
4. Genießen Sie Ihre Tropical Quinoa Breakfast Bowl!

Rezept 4:

Herzhafte Quinoa-Frühstück Bowl

Zutaten:
- 1/2 Tasse gekochte Quinoa
- 1 pochiertes Ei
- 2 EL gewürfelte Avocado
- 1 EL gewürfelte Tomate
- 1 EL zerbröselter Feta-Käse
- 1 TL gehacktes frisches Basilikum
- 1 EL Olivenöl
- Salz und Pfeffer nach Geschmack

Nährwertangaben (pro Portion):
- Kalorien: 280
- Protein: 12g
- Fett: 15g
- Kohlenhydrate: 25 g
- Ballaststoffe: 5 g
- Kalium: 400 mg
- Phosphor: 250 mg

Kochzeit: 15 Minuten
Portionsgröße: 1 Schüssel

Anweisungen:
1. Quinoa nach Packungsanleitung kochen.

2. Pochieren Sie ein Ei nach Ihrer bevorzugten Methode.

3. In einer Schüssel den gekochten Quinoa, das pochierte Ei, die gewürfelte Avocado, die gewürfelte Tomate, den zerbröselten Feta-Käse und das gehackte frische Basilikum vermischen.

4. Mit Olivenöl beträufeln und mit Salz und Pfeffer würzen.

5. Genießen Sie Ihr herzhafte Quinoa-Frühstück Bowl!

KAPITEL ZWEI

Mittagsrezepte

-    Gegrillter   Hühnersalat   mit
natriumarmen Dressing

Rezept 1:

Mediterraner gegrillter Hähnchen Salat
mit Zitronen-Kräuter-Dressing

Zutaten:
- 4 Unzen gegrillte Hähnchenbrust, in
Scheiben geschnitten
- 2 Tassen gemischtes Grün
- 1/4 Tasse gewürfelte Gurke
- 1/4 Tasse gewürfelte Tomate
- 2 EL zerbröselter Feta-Käse
- 1 EL geschnittene Kalamata-Oliven

- 2 EL Zitronen-Kräuter-Dressing (siehe
Rezept unten)

Zitronen-Kräuter-Dressing:
- 2 EL Olivenöl
- 1 EL Zitronensaft
- 1 TL Dijon-Senf
- 1 TL gehackte frische Kräuter (zB.
Petersilie, Basilikum, Oregano)
- 1/4 TL Knoblauchpulver
- 1/8 TL Salz
- 1/8 TL schwarzer Pfeffer

Nährwertangaben (pro Portion):
- Kalorien: 280
- Protein: 28g
- Fett: 15g
- Kohlenhydrate: 10g
- Faser: 4g
- Natrium: 330 mg

Kochzeit: 15 Minuten
Portionsgröße: 1 Salat

Anweisungen:

1. Bereiten Sie das Zitronen-Kräuter-Dressing vor, indem Sie alle Dressing-Zutaten in einer kleinen Schüssel vermischen.

2. Die Hähnchenbrust grillen, bis sie gar ist, und dann in Scheiben schneiden.

3. In einer großen Schüssel das gemischte Gemüse, die gewürfelte Gurke, die gewürfelte Tomate, den Feta-Käse und die geschnittenen Oliven vermischen.

4. Den Salat mit den gegrillten Hähnchen Scheiben belegen und das Zitronen-Kräuter-Dressing darüber träufeln.

5. Genießen Sie Ihren mediterranen Grill Hähnchensalat!

Rezept 2:

Gegrillter Hähnchen Salat aus dem Südwesten mit Avocado-Limetten-Dressing

Zutaten:

- 4 Unzen gegrillte Hähnchenbrust, in Scheiben geschnitten

- 2 Tassen gemischtes Grün
- 1/4 Tasse gewürfelte Paprika
- 1/4 Tasse gewürfelte rote Zwiebel
- 2 EL gewürfelte Avocado
- 1 EL geröstete Maiskörner
- 2 EL Avocado-Limetten-Dressing (siehe Rezept unten)

Avocado-Limetten-Dressing:
- 1/2 Avocado
- 2 EL Limettensaft
- 1 EL Olivenöl
- 1/4 TL Knoblauchpulver
- 1/8 TL Salz
- 1/8 TL schwarzer Pfeffer

Nährwertangaben (pro Portion):
- Kalorien: 290
- Protein: 29g
- Fett: 16g
- Kohlenhydrate: 12g
- Ballaststoffe: 5 g
- Natrium: 310 mg

Kochzeit: 15 Minuten

Portionsgröße: 1 Salat

Anweisungen:
1. Bereiten Sie das Avocado-Limetten-Dressing zu, indem Sie alle Dressing-Zutaten in einer Küchenmaschine oder einem Mixer glatt rühren.
2. Die Hähnchenbrust grillen, bis sie gar ist, und dann in Scheiben schneiden.
3. In einer großen Schüssel das gemischte Gemüse, die gewürfelte Paprika, die gewürfelte rote Zwiebel, die gewürfelte Avocado und die gerösteten Maiskörner vermischen.
4. Den Salat mit den gegrillten Hähnchen Scheiben belegen und das Avocado-Limetten-Dressing darüber träufeln.
5. Genießen Sie Ihren gegrillten Hähnchen Salat aus dem Südwesten!

Rezept 3:

Asiatischer gegrillter Hühnersalat mit Sesam-Ingwer-Dressing

Zutaten:
- 4 Unzen gegrillte Hähnchenbrust, in Scheiben geschnitten
- 2 Tassen gemischtes Grün
- 1/4 Tasse geraspelte Karotten
- 1/4 Tasse gewürfelte Gurke
- 1 EL geröstete Sesamkörner
- 2 EL Sesam-Ingwer-Dressing (siehe Rezept unten)

Sesam-Ingwer-Dressing:
- 2 EL Reisessig
- 1 EL natriumarme Sojasauce
- 1 TL Sesamöl
- 1 TL geriebener Ingwer
- 1/4 TL Knoblauchpulver
- 1/8 TL Salz
- 1/8 TL schwarzer Pfeffer

Nährwertangaben (pro Portion):
- Kalorien: 260
- Protein: 27g
- Fett: 12g
- Kohlenhydrate: 13g
- Faser: 3g

- Natrium: 350 mg

Kochzeit: 15 Minuten
Portionsgröße: 1 Salat

Anweisungen:
1. Bereiten Sie das Sesam-Ingwer-Dressing zu, indem Sie alle Zutaten für das Dressing in einer kleinen Schüssel verrühren.
2. Die Hähnchenbrust grillen, bis sie gar ist, und dann in Scheiben schneiden.
3. In einer großen Schüssel das gemischte Gemüse, die geraspelten Karotten und die Gurkenwürfel vermischen.
4. Den Salat mit den gegrillten Hähnchen Scheiben belegen und die gerösteten Sesamkörner darüber streuen.
5. Das Sesam-Ingwer-Dressing über den Salat träufeln.
6. Genießen Sie Ihren asiatischen Grill Hähnchen Salat!

Rezept 4:

Cobb-Salat mit gegrilltem Hähnchen und Buttermilch-Ranch-Dressing

Zutaten:
- 4 Unzen gegrillte Hähnchenbrust, in Scheiben geschnitten
- 2 Tassen gemischtes Grün
- 1 hartgekochtes Ei, in Scheiben geschnitten
- 2 EL zerbröselter Blauschimmelkäse
- 2 EL gewürfelte Tomaten
- 2 EL gewürfelte Avocado
- 2 EL Buttermilch-Ranch-Dressing (siehe Rezept unten)

Buttermilch-Ranch-Dressing:
- 1/4 Tasse fettarme Buttermilch
- 2 EL griechischer Naturjoghurt
- 1 EL gehackte frische Petersilie
- 1 TL Zitronensaft
- 1/4 TL Knoblauchpulver
- 1/8 TL Salz
- 1/8 TL schwarzer Pfeffer

Nährwertangaben (pro Portion):

- Kalorien: 280
- Protein: 27g
- Fett: 15g
- Kohlenhydrate: 10 g
- Faser: 4g
- Natrium: 370 mg

Kochzeit: 15 Minuten
Portionsgröße: 1 Salat

Anweisungen:
1. Bereiten Sie das Buttermilch-Ranch-Dressing zu, indem Sie alle Zutaten für das Dressing in einer kleinen Schüssel vermischen.
2. Die Hähnchenbrust grillen, bis sie gar ist, und dann in Scheiben schneiden.
3. In einer großen Schüssel das gemischte Gemüse, das in Scheiben geschnittene hartgekochte Ei, den zerbröselten Blauschimmelkäse, die gewürfelten Tomaten und die gewürfelte Avocado vermischen.

4. Den Salat mit den gegrillten Hähnchen Scheiben belegen und das Buttermilch-Ranch-Dressing darüber träufeln.
5. Genießen Sie Ihren Cobb-Grill Hähnchensalat!

- Truthahn-Avocado-Wrap

Rezept 1: Gebratener Truthahn und Avocado-Wrap

Zutaten:
- 4 Unzen gebratene Putenbrust, in Scheiben geschnitten
- 1/2 Avocado, in Scheiben geschnitten
- 2 EL geriebener Salat
- 1 EL gewürfelte Tomate
- 1 EL fettarme Mayonnaise
- 1 TL Dijon-Senf
- 1 Vollkorn-Tortilla oder Wrap

Nährwertangaben (pro Portion):
- Kalorien: 320

- Protein: 24g
- Fett: 16g
- Kohlenhydrate: 25 g
- Faser: 7g
- Natrium: 650 mg

Kochzeit: 10 Minuten
Portionsgröße: 1 Wrap

Anweisungen:
1. Die fettarme Mayonnaise und den Dijon-Senf auf der Vollkorn-Tortilla oder dem Wrap verteilen.
2. Die gerösteten Putenscheiben, Avocadoscheiben, geriebenen Salat und gewürfelte Tomaten auf die Tortilla schichten.
3. Rollen Sie die Tortilla vorsichtig auf, um die Füllung zu umschließen.
4. Servieren Sie das Wrap mit gebratenem Truthahn und Avocado sofort.

Rezept 2: Wrap mit geräuchertem Truthahn und Avocado

Zutaten:
- 4 Unzen geräucherte Putenbrust, in Scheiben geschnitten
- 1/2 Avocado, püriert
- 2 EL gehackte rote Zwiebel
- 1 EL gehackter frischer Koriander
- 1 EL fettarme Sauerrahm
- 1 TL Limettensaft
- 1 Vollkorn-Tortilla oder Wrap

Nährwertangaben (pro Portion):
- Kalorien: 330
- Protein: 25g
- Fett: 17g
- Kohlenhydrate: 26g
- Faser: 6g
- Natrium: 670 mg

Kochzeit: 10 Minuten
Portionsgröße: 1 Wrap

Anweisungen:
1. In einer kleinen Schüssel die Avocado zerdrücken und die gehackte rote Zwiebel,

frisches Koriander, fettarme saure Sahne und Limettensaft untermischen.

2. Verteilen Sie die Avocado Mischung auf der Vollkorn-Tortilla oder dem Wrap.

3. Die geräucherten Putenscheiben auf die Avocado Mischung schichten.

4. Rollen Sie die Tortilla vorsichtig auf, um die Füllung zu umschließen.

5. Servieren Sie den Wrap mit geräuchertem Truthahn und Avocado sofort.

Rezept 3: Honig-Senf-Truthahn-Avocado-Wrap

Zutaten:
- 4 Unzen gebratene Putenbrust, in Scheiben geschnitten
- 1/2 Avocado, in Scheiben geschnitten
- 2 EL geraspelte Karotten
- 1 EL Honig-Senf-Dressing
- 1 Vollkorn-Tortilla oder Wrap

Nährwertangaben (pro Portion):
- Kalorien: 310

- Protein: 23g
- Fett: 15g
- Kohlenhydrate: 27 g
- Faser: 6g
- Natrium: 580 mg

Kochzeit: 10 Minuten
Portionsgröße: 1 Wrap

Anweisungen:
1. Verteilen Sie das Honig-Senf-Dressing auf der Vollkorn-Tortilla oder dem Wrap.
2. Die gerösteten Putenscheiben, Avocadoscheiben und geraspelten Karotten auf die Tortilla schichten.
3. Rollen Sie die Tortilla vorsichtig auf, um die Füllung zu umschließen.
4. Servieren Sie den Honig-Senf-Truthahn-Avocado-Wrap sofort.

Rezept 4: Chipotle-Truthahn-Avocado-Wrap

Zutaten:

- 4 Unzen gebratene Putenbrust, in Scheiben geschnitten
- 1/2 Avocado, püriert
- 2 EL gewürfelte Tomaten
- 1 EL gehackter frischer Koriander
- 1 TL Chipotle-Sauce oder -Pesto
- 1 Vollkorn-Tortilla oder Wrap

Nährwertangaben (pro Portion):
- Kalorien: 330
- Protein: 24g
- Fett: 16g
- Kohlenhydrate: 28g
- Faser: 7g
- Natrium: 620 mg

Kochzeit: 10 Minuten
Portionsgröße: 1 Wrap

Anweisungen:
1. In einer kleinen Schüssel die Avocado zerdrücken und die gewürfelten Tomaten, den gehackten frischen Koriander und die Chipotle-Sauce oder -Pesto untermischen.

2. Verteilen Sie die Avocado Mischung auf der Vollkorn-Tortilla oder dem Wrap.
3. Die gerösteten Putenscheiben auf die Avocado Mischung schichten.
4. Rollen Sie die Tortilla vorsichtig auf, um die Füllung zu umschließen.
5. Servieren Sie den Chipotle-Truthahn-Avocado-Wrap sofort.

- Linsen- und Gemüsesuppe

Rezept 1:

Klassische Linsen- und Gemüsesuppe

Zutaten:
- 1 Tasse getrocknete braune Linsen, abgespült
- 4 Tassen natriumarme Gemüsebrühe
- 1 EL Olivenöl
- 1 Zwiebel, gewürfelt
- 2 Karotten, geschält und gewürfelt
- 2 Selleriestangen, gewürfelt

- 3 Knoblauchzehen, gehackt
- 1 TL gemahlener Kreuzkümmel
- 1 TL getrockneter Oregano
- 1/4 TL zerstoßene rote Paprikaflocken (optional)
- Salz und schwarzer Pfeffer nach Geschmack
- 2 Tassen gehackter Grünkohl oder Spinat

Nährwertangaben (pro Portion):
- Kalorien: 240
- Protein: 14g
- Fett: 5g
- Kohlenhydrate: 37 g
- Faser: 12g
- Natrium: 420 mg

Kochzeit: 45 Minuten
Portionsgröße: 1 Tasse

Anweisungen:
1. In einem großen Topf die Gemüsebrühe bei starker Hitze zum Kochen bringen. Die Linsen hinzufügen, die Hitze auf mittlere bis niedrige Stufe reduzieren und 20–25

Minuten köcheln lassen, oder bis die Linsen weich sind.

2. In einer separaten Pfanne das Olivenöl bei mittlerer Hitze erhitzen. Zwiebeln, Karotten und Sellerie hinzufügen und etwa 5 Minuten anbraten, bis das Gemüse weich ist.

3. Geben Sie den Knoblauch, den Kreuzkümmel, den Oregano und die Paprikaflocken (falls verwendet) in die Pfanne. 1 Minute lang anbraten, bis es duftet.

4. Geben Sie das sautierte Gemüse mit den gekochten Linsen in den Topf. Mit Salz und schwarzem Pfeffer abschmecken.

5. Den gehackten Grünkohl oder Spinat hinzufügen und weitere 5–10 Minuten köcheln lassen, oder bis das Grün zusammengefallen ist.

6. Servieren Sie die klassische Linsen-Gemüse-Suppe heiß.

Rezept 2:

Curry-Linsen-Gemüse-Suppe

Zutaten:
- 1 Tasse getrocknete rote Linsen, abgespült
- 4 Tassen natriumarme Gemüsebrühe
- 1 EL Olivenöl
- 1 Zwiebel, gewürfelt
- 2 Knoblauchzehen, gehackt
- 1 EL geriebener frischer Ingwer
- 2 TL Currypulver
- 1 TL gemahlener Kreuzkümmel
- 1/4 TL Cayennepfeffer (optional)
- 1 Tasse gewürfelte Süßkartoffeln
- 1 Tasse gewürfelte Blumenkohlröschen
- Salz und schwarzer Pfeffer nach Geschmack
- 2 EL gehackter frischer Koriander (zum Garnieren)

Nährwertangaben (pro Portion):
- Kalorien: 260
- Protein: 13g
- Fett: 6g
- Kohlenhydrate: 39 g
- Faser: 11g

- Natrium: 380 mg

Kochzeit: 40 Minuten
Portionsgröße: 1 Tasse

Anweisungen:

1. In einem großen Topf die Gemüsebrühe bei starker Hitze zum Kochen bringen. Die roten Linsen hinzufügen, die Hitze auf mittlere bis niedrige Stufe reduzieren und 15–20 Minuten köcheln lassen, oder bis die Linsen weich sind.

2. In einer separaten Pfanne das Olivenöl bei mittlerer Hitze erhitzen. Fügen Sie die Zwiebel hinzu und braten Sie sie 3-4 Minuten lang an, bis sie glasig ist.

3. Knoblauch, geriebenen Ingwer, Currypulver, Kreuzkümmel und Cayennepfeffer (falls verwendet) in die Pfanne geben. 1 Minute lang anbraten, bis es duftet.

4. Geben Sie die sautierten Aromen mit den gekochten Linsen in den Topf. Die gewürfelten Süßkartoffeln und Blumenkohlröschen dazugeben.

5. Die Suppe weitere 15–20 Minuten köcheln lassen oder bis das Gemüse weich ist.

6. Würzen Sie die Curry-Linsen-Gemüse-Suppe mit Salz und schwarzem Pfeffer ab.

7. Die Suppe heiß servieren, garniert mit gehacktem frischem Koriander.

Rezept 3:

Toskanische Linsen- und Gemüsesuppe

Zutaten:
- 1 Tasse getrocknete grüne oder braune Linsen, abgespült
- 4 Tassen natriumarme Gemüsebrühe
- 1 EL Olivenöl
- 1 Zwiebel, gewürfelt
- 2 Karotten, geschält und gewürfelt
- 2 Selleriestangen, gewürfelt
- 3 Knoblauchzehen, gehackt
- 1 TL getrockneter Thymian
- 1 TL getrocknetes Basilikum
- 1 (14,5 oz) Dose gewürfelte Tomaten
- 1 Tasse gehackter Grünkohl oder Spinat

- Salz und schwarzer Pfeffer nach Geschmack
- Geriebener Parmesan zum Servieren (optional)

Nährwertangaben (pro Portion):
- Kalorien: 270
- Protein: 15g
- Fett: 6g
- Kohlenhydrate: 40g
- Faser: 13g
- Natrium: 460 mg

Kochzeit: 45 Minuten
Portionsgröße: 1 Tasse

Anweisungen:
1. In einem großen Topf die Gemüsebrühe bei starker Hitze zum Kochen bringen. Die Linsen hinzufügen, die Hitze auf mittlere bis niedrige Stufe reduzieren und 20–25 Minuten köcheln lassen, oder bis die Linsen weich sind.
2. In einer separaten Pfanne das Olivenöl bei mittlerer Hitze erhitzen. Zwiebeln,

Karotten und Sellerie hinzufügen und etwa 5 Minuten anbraten, bis das Gemüse weich ist.

3. Knoblauch, getrockneten Thymian und getrocknetes Basilikum in die Pfanne geben. 1 Minute lang anbraten, bis es duftet.

4. Geben Sie das sautierte Gemüse mit den gekochten Linsen in den Topf. Die gewürfelten Tomaten und ihren Saft dazugeben.

5. Die toskanische Linsen-Gemüse-Suppe weitere 10–15 Minuten köcheln lassen, oder bis das Gemüse weich ist.

6. Den gehackten Grünkohl oder Spinat unterrühren und mit Salz und schwarzem Pfeffer abschmecken.

7. Die Suppe heiß servieren, garniert mit geriebenem Parmesankäse (falls gewünscht).

Rezept 4:

Herzhafte Linsen- und Gemüsesuppe

Zutaten:
- 1 Tasse getrocknete braune Linsen, abgespült
- 4 Tassen natriumarme Gemüsebrühe
- 1 EL Olivenöl
- 1 Zwiebel, gewürfelt
- 2 Karotten, geschält und gewürfelt
- 2 Selleriestangen, gewürfelt
- 3 Knoblauchzehen, gehackt
- 1 TL getrockneter Oregano
- 1 TL getrocknetes Basilikum
- 1 (15 oz) Dose gewürfelte Tomaten
- 1 Tasse gefrorenes gemischtes Gemüse (wie Erbsen, Mais und grüne Bohnen)
- Salz und schwarzer Pfeffer nach Geschmack
- Gehackte frische Petersilie zum Garnieren (optional)

Nährwertangaben (pro Portion):
- Kalorien: 280
- Protein: 15g
- Fett: 6g
- Kohlenhydrate: 41 g
- Faser: 12g

- Natrium: 430 mg

Kochzeit: 45 Minuten
Portionsgröße: 1 Tasse

Anweisungen:
1. In einem großen Topf die Gemüsebrühe bei starker Hitze zum Kochen bringen. Die Linsen hinzufügen, die Hitze auf mittlere bis niedrige Stufe reduzieren und 20–25 Minuten köcheln lassen, oder bis die Linsen weich sind.
2. In einer separaten Pfanne das Olivenöl bei mittlerer Hitze erhitzen. Zwiebeln, Karotten und Sellerie hinzufügen und etwa 5 Minuten anbraten, bis das Gemüse weich ist.
3. Knoblauch, getrockneten Oregano und getrocknetes Basilikum in die Pfanne geben. 1 Minute lang anbraten, bis es duftet.
4. Geben Sie das sautierte Gemüse mit den gekochten Linsen in den Topf. Die gewürfelten Tomaten und deren Säfte

sowie das gefrorene Mischgemüse hinzufügen.

5. Die herzhafte Linsen-Gemüse-Suppe weitere 10–15 Minuten köcheln lassen, oder bis das Gemüse weich ist.

6. Die Suppe mit Salz und schwarzem Pfeffer abschmecken.

7. Die Suppe heiß servieren, garniert mit gehackter frischer Petersilie (falls gewünscht).

- Quinoa- und schwarzer Bohnensalat

Rezept 1:

Pikanter Quinoa- und schwarzer Bohnensalat

Zutaten:
- 1 Tasse Quinoa, abgespült
- 1 (15 Unzen) Dose schwarze Bohnen, abgetropft und abgespült

- 1 Tasse gewürfelte Paprika (Mischung aus Rot, Gelb und/oder Orange)
- 1/2 Tasse gewürfelte rote Zwiebel
- 1/4 Tasse gehackter frischer Koriander
- 2 Esslöffel Limettensaft
- 2 Esslöffel Olivenöl
- 1 Teelöffel gemahlener Kreuzkümmel
- 1/2 Teelöffel Salz
- 1/4 Teelöffel schwarzer Pfeffer

Nährwert (pro Portion):
Kalorien: 255, Gesamtfett: 8 g, gesättigtes Fett: 1 g, Natrium: 330 mg, Kohlenhydrate: 37 g, Ballaststoffe: 8 g, Protein: 9 g

Kochzeit: 20 Minuten
Für 4 Personen

Anweisungen:
1. Quinoa nach Packungsanleitung kochen. Etwas abkühlen lassen.
2. In einer großen Schüssel gekochtes Quinoa, schwarze Bohnen, Paprika, rote Zwiebeln und Koriander vermischen.

3. In einer kleinen Schüssel Limettensaft, Olivenöl, Kreuzkümmel, Salz und schwarzen Pfeffer verrühren.
4. Das Dressing über die Quinoa-Mischung gießen und vorsichtig vermischen.
5. Gekühlt oder bei Zimmertemperatur servieren.

Rezept 2:

 Südwestlicher Quinoa- und Schwarze Bohnensalat

Zutaten:
- 1 Tasse Quinoa, abgespült
- 1 (15 Unzen) Dose schwarze Bohnen, abgetropft und abgespült
- 1 Tasse Maiskörner (frisch oder gefroren)
- 1/2 Tasse gewürfelte Tomaten
- 1/4 Tasse gehackte Frühlingszwiebeln
- 2 Esslöffel gehackter frischer Koriander
- 2 Esslöffel Limettensaft
- 1 Esslöffel Olivenöl
- 1 Teelöffel Chilipulver

- 1/2 Teelöffel gemahlener Kreuzkümmel
- 1/4 Teelöffel Salz

Nährwert (pro Portion):
Kalorien: 270, Gesamtfett: 7 g, gesättigtes Fett: 1 g, Natrium: 350 mg, Kohlenhydrate: 42 g, Ballaststoffe: 9 g, Protein: 10 g

Kochzeit: 20 Minuten
Für 4 Personen

Anweisungen:
1. Quinoa nach Packungsanleitung kochen. Etwas abkühlen lassen.
2. In einer großen Schüssel gekochtes Quinoa, schwarze Bohnen, Mais, Tomaten, Frühlingszwiebeln und Koriander vermischen.
3. In einer kleinen Schüssel Limettensaft, Olivenöl, Chilipulver, Kreuzkümmel und Salz verrühren.
4. Das Dressing über die Quinoa-Mischung gießen und vorsichtig vermischen.

5. Gekühlt oder bei Zimmertemperatur servieren.

Rezept 3:

 Mediterraner Quinoa- und schwarzer Bohnensalat

Zutaten:
- 1 Tasse Quinoa, abgespült
- 1 (15 Unzen) Dose schwarze Bohnen, abgetropft und abgespült
- 1/2 Tasse gewürfelte Gurke
- 1/2 Tasse zerbröselter Feta-Käse
- 1/4 Tasse gehackte Kalamata-Oliven
- 2 Esslöffel gehackte frische Petersilie
- 2 Esslöffel Zitronensaft
- 1 Esslöffel Olivenöl
- 1 Teelöffel getrockneter Oregano
- 1/4 Teelöffel Salz
- 1/4 Teelöffel schwarzer Pfeffer

Nährwerte (pro Portion):
Kalorien: 265, Gesamtfett: 10 g, gesättigtes Fett: 3 g, Natrium: 375 mg,

Kohlenhydrate: 33 g, Ballaststoffe: 7 g, Protein: 10 g

Kochzeit: 20 Minuten
Für 4 Personen

Anweisungen:
1. Quinoa nach Packungsanleitung kochen. Etwas abkühlen lassen.
2. In einer großen Schüssel gekochtes Quinoa, schwarze Bohnen, Gurke, Feta-Käse, Oliven und Petersilie vermischen.
3. In einer kleinen Schüssel Zitronensaft, Olivenöl, Oregano, Salz und schwarzen Pfeffer verrühren.
4. Das Dressing über die Quinoa-Mischung gießen und vorsichtig vermischen.
5. Gekühlt oder bei Zimmertemperatur servieren.

Rezept 4:

Tropischer Quinoa- und schwarzer Bohnensalat

Zutaten:
- 1 Tasse Quinoa, abgespült
- 1 (15 Unzen) Dose schwarze Bohnen, abgetropft und abgespült
- 1 Tasse gewürfelte Ananas
- 1/2 Tasse gewürfelte Mango
- 1/4 Tasse gehackte rote Zwiebel
- 2 Esslöffel gehackte frische Minze
- 2 Esslöffel Limettensaft
- 1 Esslöffel Honig
- 1 Teelöffel abgeriebene Limettenschale
- 1/4 Teelöffel Salz

Nährwerte (pro Portion):
Kalorien: 290, Gesamtfett: 3 g, gesättigtes Fett: 0g, Natrium: 300 mg, Kohlenhydrate: 54 g, Ballaststoffe: 9 g, Protein: 9 g

Kochzeit: 20 Minuten
Für 4 Personen

Anweisungen:

1. Quinoa nach Packungsanleitung kochen. Etwas abkühlen lassen.

2. In einer großen Schüssel gekochtes Quinoa, schwarze Bohnen, Ananas, Mango, rote Zwiebeln und Minze vermischen.

3. In einer kleinen Schüssel Limettensaft, Honig, Limettenschale und Salz verrühren.

4. Das Dressing über die Quinoa-Mischung gießen und vorsichtig vermischen.

5. Gekühlt oder bei Zimmertemperatur servieren.

KAPITEL DREI

Abendessen-Rezepte

 - Gebackener Lachs mit gedünstetem Gemüse

Rezept 1:

Gebackener Zitronen-Kräuter-Lachs mit gedünstetem Brokkoli und Karotten

Zutaten:
- 4 (6 Unzen) Lachsfilets
- 2 Esslöffel Olivenöl
- 2 Esslöffel Zitronensaft
- 1 Teelöffel getrockneter Dill
- 1 Teelöffel getrocknete Petersilie
- 1/2 Teelöffel Salz
- 1/4 Teelöffel schwarzer Pfeffer
- 2 Tassen Brokkoliröschen
- 2 Tassen Babykarotten

Nährwert (pro Portion):
Kalorien: 350, Gesamtfett: 18 g, gesättigtes Fett: 3 g, Natrium: 450 mg, Kohlenhydrate: 12 g, Ballaststoffe: 4 g, Protein: 37 g

Kochzeit: 30 Minuten
Für 4 Personen

Anweisungen:
1. Heizen Sie den Ofen auf 200 °C (400 °F) vor.
2. In einer kleinen Schüssel Olivenöl, Zitronensaft, Dill, Petersilie, Salz und schwarzen Pfeffer vermischen.
3. Legen Sie die Lachsfilets in eine Auflaufform und bestreichen Sie die Oberseite jedes Filets mit der Zitronen-Kräuter-Mischung.
4. Backen Sie den Lachs 15–18 Minuten lang oder bis er mit einer Gabel leicht zerfällt.

5. Brokkoli und Karotten in einem Dampfgareinsatz 8–10 Minuten dämpfen, bis sie weich sind.

6. Den gebackenen Lachs mit gedünstetem Brokkoli und Karotten servieren.

Rezept 2:

In Honig-Senf gebackener Lachs mit gedünstetem Spargel und Paprika

Zutaten:
- 4 (6 Unzen) Lachsfilets
- 2 Esslöffel Honig
- 2 Esslöffel Dijon-Senf
- 1 Teelöffel Knoblauchpulver
- 1/2 Teelöffel Salz
- 1/4 Teelöffel schwarzer Pfeffer
- 1 Pfund Spargel, geputzt
- 1 rote Paprika, in Scheiben geschnitten

Nährwerte (pro Portion):
Kalorien: 330, Gesamtfett: 15 g, gesättigtes Fett: 2 g, Natrium: 480 mg,

Kohlenhydrate: 13 g, Ballaststoffe: 3 g, Protein: 36 g

Kochzeit: 30 Minuten
Für 4 Personen

Anweisungen:
1. Heizen Sie den Ofen auf 200 °C (400 °F) vor.
2. In einer kleinen Schüssel Honig, Dijon-Senf, Knoblauchpulver, Salz und schwarzen Pfeffer vermischen.
3. Legen Sie die Lachsfilets in eine Auflaufform und bestreichen Sie die Oberseite jedes Filets mit der Honig-Senf-Mischung.
4. Backen Sie den Lachs 15–18 Minuten lang oder bis er mit einer Gabel leicht zerfällt.
5. In einem Dampfgareinsatz die Spargel- und Paprikaschoten 8–10 Minuten lang dämpfen, bis sie weich sind.
6. Den gebackenen Lachs mit gedünstetem Spargel und Paprika servieren.

Rezept 3:

Gebackener Teriyaki-Lachs mit gedünstetem Bok Choy und Zuckerschoten

Zutaten:
- 4 (6 Unzen) Lachsfilets
- 1/4 Tasse Teriyaki-Sauce
- 1 Esslöffel Sesamöl
- 1 Teelöffel geriebener Ingwer
- 1/4 Teelöffel rote Paprikaflocken (optional)
- 2 Tassen Baby-Pak Choi, getrimmt
- 1 Tasse Zuckerschoten, geputzt

Nährwerte (pro Portion):
Kalorien: 340, Gesamtfett: 16 g, gesättigtes Fett: 3 g, Natrium: 550 mg, Kohlenhydrate: 12 g, Ballaststoffe: 3 g, Protein: 37 g

Kochzeit: 30 Minuten
Für 4 Personen

Anweisungen:

1. Heizen Sie den Ofen auf 200 °C (400 °F) vor.

2. In einer kleinen Schüssel Teriyaki-Sauce, Sesamöl, geriebenen Ingwer und rote Paprikaflocken (falls verwendet) vermischen.

3. Legen Sie die Lachsfilets in eine Auflaufform und bestreichen Sie die Oberseite jedes Filets mit der Teriyaki-Mischung.

4. Backen Sie den Lachs 15–18 Minuten lang oder bis er mit einer Gabel leicht zerfällt.

5. In einem Dampfkorb den Pak Choi und die Zuckerschoten 8–10 Minuten lang dämpfen, oder bis sie weich sind.

6. Den gebackenen Lachs mit gedünstetem Pak Choi und Zuckerschoten servieren.

Rezept 4:

Gebackener Lachs in Parmesankruste mit gedämpfter Zucchini und gelbem Kürbis

Zutaten:

- 4 (6 Unzen) Lachsfilets
- 1/2 Tasse geriebener Parmesankäse
- 2 Esslöffel Semmelbrösel
- 1 Esslöffel Olivenöl
- 1 Teelöffel getrockneter Oregano
- 1/2 Teelöffel Salz
- 1/4 Teelöffel schwarzer Pfeffer
- 2 Zucchini, in Scheiben geschnitten
- 2 gelbe Kürbisse, in Scheiben geschnitten

Nährwert (pro Portion):
Kalorien: 360, Gesamtfett: 19 g, gesättigtes Fett: 5 g, Natrium: 520 mg, Kohlenhydrate: 10 g, Ballaststoffe: 3 g, Protein: 38 g

Kochzeit: 30 Minuten
Für 4 Personen

Anweisungen:
1. Heizen Sie den Ofen auf 200 °C (400 °F) vor.
2. In einer flachen Schüssel Parmesankäse, Semmelbrösel, Olivenöl, Oregano, Salz und schwarzen Pfeffer vermischen.

3. Legen Sie die Lachsfilets in eine Auflaufform und drücken Sie die Parmesan Mischung auf die Oberseite jedes Filets.

4. Backen Sie den Lachs 15–18 Minuten lang oder bis die Kruste goldbraun ist und sich der Lachs mit einer Gabel leicht zerteilen lässt.

5. In einem Dampfkorb die Zucchini- und gelben Kürbisscheiben 8–10 Minuten lang dämpfen, oder bis sie weich sind.

6. Den mit Parmesankruste gebackenen Lachs mit der gedünsteten Zucchini und dem gelben Kürbis servieren.

- Gebratenes Hähnchen mit braunem Reis

Rezept 1:

Knoblauch-Ingwer-Hähnchenpfanne mit braunem Reis

Zutaten:
- 1 Tasse gekochter brauner Reis
- 1 Pfund Hähnchenbrust ohne Knochen und Haut, in 2,5 cm große Stücke geschnitten
- 2 Esslöffel Pflanzenöl
- 3 Knoblauchzehen, gehackt
- 1 Esslöffel geriebener frischer Ingwer
- 1 rote Paprika, in Scheiben geschnitten
- 1 Tasse Brokkoliröschen
- 1/2 Tasse geschnittene Champignons
- 2 Esslöffel Sojasauce
- 1 Esslöffel Reisessig
- 1 Teelöffel Sesamöl
- 1/4 Teelöffel rote Paprikaflocken (optional)
- Salz und schwarzer Pfeffer nach Geschmack

Nährwert (pro Portion):
Kalorien: 400, Gesamtfett: 12 g, gesättigtes Fett: 2 g, Natrium: 540 mg, Kohlenhydrate: 42 g, Ballaststoffe: 4 g, Protein: 35 g

Kochzeit: 30 Minuten
Für 4 Personen

Anweisungen:
1. Den braunen Reis nach Packungsanleitung kochen.
2. Erhitzen Sie das Pflanzenöl in einer großen Pfanne oder einem Wok bei starker Hitze.
3. Fügen Sie das Huhn hinzu und braten Sie es 4–5 Minuten lang oder bis es nicht mehr rosa ist.
4. Knoblauch, Ingwer, Paprika, Brokkoli und Pilze hinzufügen. Weitere 5-6 Minuten unter Rühren braten, bis das Gemüse zart-knusprig ist.
5. Sojasauce, Reisessig, Sesamöl und rote Paprikaflocken (falls verwendet) hinzufügen. Zum Kombinieren umrühren.
6. Servieren Sie das gebratene Hähnchen über dem gekochten braunen Reis.

Rezept 2:

Teriyaki-Hähnchen Pfanne mit braunem Reis

Zutaten:
- 1 Tasse gekochter brauner Reis
- 1 Pfund Hähnchenbrust ohne Knochen und Haut, in 2,5 cm große Stücke geschnitten
- 2 Esslöffel Pflanzenöl
- 1 Tasse geschnittene Zwiebel
- 2 Tassen gemischtes Gemüse (z. B. Zuckerschoten, Karotten und Brokkoli)
- 1/2 Tasse Teriyaki-Sauce
- 1 Esslöffel Maisstärke
- 2 Esslöffel Wasser
- Salz und schwarzer Pfeffer nach Geschmack

Nährwert (pro Portion):
Kalorien: 410, Gesamtfett: 10 g, gesättigtes Fett: 1 g, Natrium: 650 mg, Kohlenhydrate: 48 g, Ballaststoffe: 4 g, Protein: 35 g

Kochzeit: 30 Minuten

Für 4 Personen

Anweisungen:
1. Den braunen Reis nach Packungsanleitung kochen.
2. Erhitzen Sie das Pflanzenöl in einer großen Pfanne oder einem Wok bei starker Hitze.
3. Fügen Sie das Huhn hinzu und braten Sie es 4–5 Minuten lang oder bis es nicht mehr rosa ist.
4. Zwiebeln und gemischtes Gemüse hinzufügen. Weitere 5-6 Minuten unter Rühren braten, bis das Gemüse zart-knusprig ist.
5. In einer kleinen Schüssel Teriyaki-Sauce, Maisstärke und Wasser verrühren. Gießen Sie die Mischung in die Pfanne und lassen Sie sie unter ständigem Rühren köcheln, bis die Sauce eindickt.
6. Servieren Sie das gebratene Teriyaki-Hähnchen über dem gekochten braunen Reis.

Rezept 3:

Thai-inspirierte Hähnchenpfanne mit braunem Reis

Zutaten:
- 1 Tasse gekochter brauner Reis
- 1 Pfund Hähnchenbrust ohne Knochen und Haut, in 2,5 cm große Stücke geschnitten
- 2 Esslöffel Pflanzenöl
- 1 Esslöffel thailändische rote Currypaste
- 1 Tasse geschnittene Champignons
- 1 rote Paprika, in Scheiben geschnitten
- 1 Tasse Käsescheiben
- 1/2 Tasse Kokosmilch
- 2 Esslöffel Fischsauce
- 1 Esslöffel brauner Zucker
- 1/4 Tasse gehackter frischer Koriander
- Limettenschnitze zum Servieren

Nährwerte (pro Portion):
Kalorien: 430, Gesamtfett: 14 g, gesättigtes Fett: 5 g, Natrium: 600 mg, Kohlenhydrate: 44 g, Ballaststoffe: 4 g, Protein: 35 g

Kochzeit: 30 Minuten
Für 4 Personen

Anweisungen:

1. Den braunen Reis nach Packungsanleitung kochen.

2. Erhitzen Sie das Pflanzenöl in einer großen Pfanne oder einem Wok bei starker Hitze.

3. Fügen Sie das Huhn hinzu und braten Sie es 4–5 Minuten lang oder bis es nicht mehr rosa ist.

4. Fügen Sie die rote Thai-Curry-Paste hinzu und rühren Sie um, um das Huhn zu bedecken.

5. Pilze, Paprika und Kohl hinzufügen. Weitere 5-6 Minuten unter Rühren braten, bis das Gemüse zart-knusprig ist.

6. Kokosmilch, Fischsauce und braunen Zucker hinzufügen. Zum Kochen bringen und 2-3 Minuten kochen lassen, bis die Sauce leicht eindickt.

7. Servieren Sie die thailändisch inspirierte Hähnchenpfanne über dem gekochten

braunen Reis, garniert mit gehacktem frischem Koriander und Limettenspalten.

Rezept 4:

Zitronenpfeffer-Hähnchenpfanne mit braunem Reis

Zutaten:
- 1 Tasse gekochter brauner Reis
- 1 Pfund Hähnchenbrust ohne Knochen und Haut, in 2,5 cm große Stücke geschnitten
- 2 Esslöffel Pflanzenöl
- 2 Teelöffel Zitronen Pfeffer Gewürz
- 1 Tasse Zuckererbsen
- 1 Tasse geschnittene Zucchini
- 1/2 Tasse halbierte Kirschtomaten
- 2 Esslöffel Zitronensaft
- 1 Esslöffel Sojasauce
- Salz und schwarzer Pfeffer nach Geschmack

Nährwert (pro Portion):

Kalorien: 390, Gesamtfett: 11 g, gesättigtes Fett: 1 g, Natrium: 550 mg, Kohlenhydrate: 44 g, Ballaststoffe: 4 g, Protein: 35 g

Kochzeit: 30 Minuten
Für 4 Personen

Anweisungen:

1. Den braunen Reis nach Packungsanleitung kochen.

2. Erhitzen Sie das Pflanzenöl in einer großen Pfanne oder einem Wok bei starker Hitze.

3. Fügen Sie das Hähnchen- und Zitronenpfeffer Gewürz hinzu. Unter Rühren 4–5 Minuten braten, bis das Hähnchen nicht mehr rosa ist.

4. Zuckererbsen, Zucchini und Kirschtomaten hinzufügen. Weitere 5-6 Minuten unter Rühren braten, bis das Gemüse zart-knusprig ist.

5. Zitronensaft und Sojasauce einrühren. Mit Salz und schwarzem Pfeffer abschmecken.

6. Servieren Sie das gebratene Hähnchen mit Zitronenpfeffer über dem gekochten braunen Reis.

- Kabeljau in Kräuterkruste mit Spargel

Rezept 1:

Kabeljau mit Parmesan-Kräuterkruste und geröstetem Spargel

Zutaten:
- 4 (6 Unzen) Kabeljaufilets
- 1/2 Tasse Panko-Semmelbrösel
- 1/4 Tasse geriebener Parmesankäse
- 2 Esslöffel gehackte frische Petersilie
- 1 Esslöffel gehackter frischer Thymian
- 1 Esslöffel Olivenöl
- 1/2 Teelöffel Knoblauchpulver
- 1/4 Teelöffel Salz
- 1/4 Teelöffel schwarzer Pfeffer
- 1 Pfund Spargel, geputzt
- 1 Esslöffel Olivenöl

- 1/4 Teelöffel Salz
- 1/4 Teelöffel schwarzer Pfeffer

Nährwerte (pro Portion):
Kalorien: 310, Gesamtfett: 12 g, gesättigtes Fett: 3 g, Natrium: 480 mg, Kohlenhydrate: 12 g, Ballaststoffe: 3 g, Protein: 36 g

Kochzeit: 25 Minuten
Für 4 Personen

Anweisungen:
1. Heizen Sie den Ofen auf 200 °C (400 °F) vor.
2. In einer flachen Schüssel Panko, Parmesan, Petersilie, Thymian, 1 Esslöffel Olivenöl, Knoblauchpulver, 1/4 Teelöffel Salz und 1/4 Teelöffel schwarzen Pfeffer vermischen.
3. Legen Sie die Kabeljaufilets in eine Auflaufform und drücken Sie die Semmelbrösel Mischung auf die Oberseite jedes Filets.

4. Den Spargel mit 1 Esslöffel Olivenöl, 1/4 Teelöffel Salz und 1/4 Teelöffel schwarzen Pfeffer vermengen. Den Spargel um die Kabeljaufilets verteilen.

5. 18–22 Minuten backen, oder bis der Kabeljau undurchsichtig ist und sich leicht mit einer Gabel ablösen lässt und der Spargel zart-knusprig ist.

6. Den Kabeljau in der Parmesan-Kräuterkruste mit dem gerösteten Spargel servieren.

Rezept 2:

Kabeljau in Zitronen-Dill-Kruste mit gedünstetem Spargel

Zutaten:
- 4 (6 Unzen) Kabeljaufilets
- 1/2 Tasse Panko-Semmelbrösel
- 2 Esslöffel abgeriebene Zitronenschale
- 2 Esslöffel gehackter frischer Dill
- 1 Esslöffel Olivenöl
- 1/4 Teelöffel Salz
- 1/4 Teelöffel schwarzer Pfeffer

- 1 Pfund Spargel, geputzt
- 1/4 Tasse Wasser

Nährwert (pro Portion):
Kalorien: 280, Gesamtfett: 9 g, gesättigtes Fett: 1 g, Natrium: 420 mg, Kohlenhydrate: 11 g, Ballaststoffe: 3 g, Protein: 37 g

Kochzeit: 20 Minuten
Für 4 Personen

Anweisungen:
1. Heizen Sie den Ofen auf 200 °C (400 °F) vor.
2. In einer flachen Schüssel Panko, Zitronenschale, Dill, Olivenöl, 1/4 Teelöffel Salz und 1/4 Teelöffel schwarzen Pfeffer vermischen.
3. Legen Sie die Kabeljaufilets in eine Auflaufform und drücken Sie die Semmelbrösel Mischung auf die Oberseite jedes Filets.

4. Den Spargel in einem Dampfgareinsatz mit 1/4 Tassen Wasser 8–10 Minuten lang dämpfen, bis er zart-knusprig ist.

5. Backen Sie den Kabeljau 12–15 Minuten lang oder bis er durchsichtig ist und sich mit einer Gabel leicht zerteilen lässt.

6. Den Kabeljau in der Zitronen-Dill-Kruste mit dem gedünsteten Spargel servieren.

Rezept 3:

 Kabeljau im Panko-Kruste mit geröstetem Knoblauch Spargel

Zutaten:
- 4 (6 Unzen) Kabeljaufilets
- 1 Tasse Panko-Semmelbrösel
- 2 Esslöffel geschmolzene Butter
- 1 Esslöffel gehackte frische Petersilie
- 1 Teelöffel Zitronenschale
- 1/4 Teelöffel Salz
- 1/4 Teelöffel schwarzer Pfeffer
- 1 Pfund Spargel, geputzt
- 3 Knoblauchzehen, gehackt

- 2 Esslöffel Olivenöl
- 1/4 Teelöffel Salz
- 1/4 Teelöffel schwarzer Pfeffer

Nährwert (pro Portion):
Kalorien: 320, Gesamtfett: 15 g, gesättigtes Fett: 4 g, Natrium: 530 mg, Kohlenhydrate: 14 g, Ballaststoffe: 4 g, Protein: 35 g

Kochzeit: 25 Minuten
Für 4 Personen

Anweisungen:
1. Heizen Sie den Ofen auf 200 °C (400 °F) vor.
2. In einer flachen Schüssel Panko, geschmolzene Butter, Petersilie, Zitronenschale, 1/4 Teelöffel Salz und 1/4 Teelöffel schwarzen Pfeffer vermischen.
3. Legen Sie die Kabeljaufilets in eine Auflaufform und drücken Sie die Semmelbrösel Mischung auf die Oberseite jedes Filets.

4. Den Spargel mit dem gehackten Knoblauch, 2 Esslöffeln Olivenöl, 1/4 Teelöffel Salz und 1/4 Teelöffel schwarzen Pfeffer vermischen. Den Spargel um die Kabeljaufilets verteilen.

5. 18–22 Minuten backen, oder bis der Kabeljau undurchsichtig ist und sich leicht mit einer Gabel ablösen lässt und der Spargel zart-knusprig ist.

6. Den Kabeljau mit Pankokruste und geröstetem Knoblauch Spargel servieren.

Rezept 4:

 Kabeljau in Kräuterkruste mit Zitronen-Knoblauch-Spargel

Zutaten:
- 4 (6 Unzen) Kabeljaufilets
- 1/2 Tasse Panko-Semmelbrösel
- 2 Esslöffel geriebener Parmesankäse
- 1 Esslöffel gehackter frischer Basilikum
- 1 Esslöffel gehackter frischer Oregano
- 1 Esslöffel Olivenöl
- 1/4 Teelöffel Salz

- 1/4 Teelöffel schwarzer Pfeffer
- 1 Pfund Spargel, geputzt
- 2 Esslöffel Olivenöl
- 2 Knoblauchzehen, gehackt
- 1 Esslöffel Zitronensaft
- 1/4 Teelöffel Salz
- 1/4 Teelöffel schwarzer Pfeffer

Nährwerte (pro Portion):
Kalorien: 290, Gesamtfett: 13 g, gesättigtes Fett: 2 g, Natrium: 490 mg, Kohlenhydrate: 12 g, Ballaststoffe: 4 g, Protein: 34 g

Kochzeit: 25 Minuten
Für 4 Personen

Anweisungen:
1. Heizen Sie den Ofen auf 200 °C (400 °F) vor.
2. In einer flachen Schüssel Panko, Parmesan, Basilikum, Oregano, 1 Esslöffel Olivenöl, 1/4 Teelöffel Salz und 1/4 Teelöffel schwarzen Pfeffer vermischen.

3. Legen Sie die Kabeljaufilets in eine Auflaufform und drücken Sie die Semmelbrösel Mischung auf die Oberseite jedes Filets.

4. In einer großen Pfanne 2 Esslöffel Olivenöl bei mittlerer Hitze erhitzen. Den gehackten Knoblauch dazugeben und 1 Minute anbraten.

5. Spargel, Zitronensaft, 1/4 Teelöffel Salz und 1/4 Teelöffel schwarzen Pfeffer hinzufügen. 5–7 Minuten anbraten, bis der Spargel zart-knusprig ist.

6. Backen Sie den Kabeljau in der Kräuterkruste 18 bis 22 Minuten lang oder bis der Fisch undurchsichtig ist und sich mit einer Gabel leicht zerteilen lässt.

7. Den Kabeljau in der Kräuterkruste mit dem Zitronen-Knoblauch-Spargel servieren.

- Natriumarmer Rindereintopf

Rezept 1:

Natriumarmer Rindfleischeintopf aus dem
Slow Cooker

Zutaten:
- 1 Pfund Rindereintopf Fleisch, in 1-Zoll-
Würfel geschnitten
- 2 Tassen natriumarme Rinderbrühe
- 1 Tasse gewürfelte Karotten
- 1 Tasse gewürfelte Kartoffeln
- 1 Tasse gewürfelter Sellerie
- 1 Zwiebel, gewürfelt
- 2 Knoblauchzehen, gehackt
- 1 Lorbeerblatt
- 1 Teelöffel getrockneter Thymian
- 1/2 Teelöffel schwarzer Pfeffer
- 1/4 Teelöffel Salz

Nährwert (pro Portion):
Kalorien: 270, Gesamtfett: 8 g, gesättigtes
Fett: 3 g, Natrium: 240 mg,
Kohlenhydrate: 18 g, Ballaststoffe: 3 g,
Protein: 27 g

Kochzeit: 6–8 Stunden (im Slow Cooker)

Für 4 Personen

Anweisungen:
1. Geben Sie das Rindereintopf Fleisch, die natriumarme Hühnerbrühe, Karotten, Kartoffeln, Sellerie, Zwiebeln, Knoblauch, Lorbeerblatt, Thymian, schwarzen Pfeffer und Salz in einen Slow Cooker.
2. Abdecken und bei niedriger Temperatur 6–8 Stunden garen, oder bis das Rindfleisch und das Gemüse zart sind.
3. Vor dem Servieren das Lorbeerblatt entfernen.
4. Servieren Sie den natriumarmen Rindfleischeintopf.

Rezept 2:

Eintopf mit natriumarmen Rindfleischeintopf

Zutaten:
- 1 Pfund Rindereintopf Fleisch, in 1-Zoll-Würfel geschnitten
- 2 Tassen natriumarme Rinderbrühe

- 1 Tasse gewürfelte Tomaten (ohne Salzzusatz)
- 1 Tasse gefrorene Erbsen
- 1 Tasse gewürfelte Kartoffeln
- 1/2 Tasse gewürfelte Zwiebel
- 2 Knoblauchzehen, gehackt
- 1 Teelöffel getrockneter Oregano
- 1/2 Teelöffel schwarzer Pfeffer
- 1/4 Teelöffel Salz

Nährwerte (pro Portion):
Kalorien: 260, Gesamtfett: 7 g, gesättigtes Fett: 2 g, Natrium: 220 mg, Kohlenhydrate: 20 g, Ballaststoffe: 4 g, Protein: 26 g

Kochzeit: 45 Minuten
Für 4 Personen

Anweisungen:
1. In einem großen Topf oder Schmortopf das Rindereintopf Fleisch bei mittlerer bis hoher Hitze anbraten.
2. Fügen Sie die natriumarme Rinderbrühe, gewürfelte Tomaten,

gefrorene Erbsen, Kartoffeln, Zwiebeln, Knoblauch, Oregano, schwarzen Pfeffer und Salz hinzu.

3. Den Eintopf zum Kochen bringen, dann die Hitze reduzieren und 30–35 Minuten köcheln lassen, oder bis das Rindfleisch und das Gemüse zart sind.

4. Servieren Sie den natriumarmen Rindfleischeintopf.

Rezept 3:

 Instant-Rindfleischeintopf mit niedrigem Natriumgehalt

Zutaten:
- 1 Pfund Rindereintopf Fleisch, in 1-Zoll-Würfel geschnitten
- 1 Tasse natriumarme Rinderbrühe
- 1 Tasse gewürfelte Karotten
- 1 Tasse gewürfelter Sellerie
- 1 Tasse gewürfelte Kartoffeln
- 1/2 Tasse gewürfelte Zwiebel
- 2 Knoblauchzehen, gehackt
- 1 Lorbeerblatt

- 1 Teelöffel getrockneter Thymian
- 1/2 Teelöffel schwarzer Pfeffer
- 1/4 Teelöffel Salz

Nährwert (pro Portion):
Kalorien: 280, Gesamtfett: 8 g, gesättigtes Fett: 3 g, Natrium: 230 mg, Kohlenhydrate: 19 g, Ballaststoffe: 3 g, Protein: 28 g

Kochzeit: 30 Minuten (im Instant Pot)
Für 4 Personen

Anweisungen:
1. Geben Sie das Rindereintopf Fleisch, die natriumarme Rinderbrühe, Karotten, Sellerie, Kartoffeln, Zwiebeln, Knoblauch, Lorbeerblatt, Thymian, schwarzen Pfeffer und Salz in einen Instant-Topf.
2. Schließen Sie den Deckel und stellen Sie den Instant Pot für 30 Minuten auf die Funktion „Eintopf/Fleisch".
3. Sobald die Garzeit abgelaufen ist, lassen Sie den Druck 10 Minuten lang auf

natürliche Weise ablassen und lassen Sie
dann den restlichen Druck ab.
4. Vor dem Servieren das Lorbeerblatt
entfernen.
5. Servieren Sie den natriumarmen
Rindereintopf.

Rezept 4:

Im Ofen gebackener natriumarmer
Rindfleischeintopf

Zutaten:
- 1 Pfund Rindereintopf Fleisch, in 1-Zoll-
Würfel geschnitten
- 2 Tassen natriumarme Rinderbrühe
- 1 Tasse gewürfelte Süßkartoffeln
- 1 Tasse gewürfelter Butternusskürbis
- 1/2 Tasse gewürfelte Zwiebel
- 2 Knoblauchzehen, gehackt
- 1 Teelöffel getrockneter Rosmarin
- 1/2 Teelöffel schwarzer Pfeffer
- 1/4 Teelöffel Salz

Nährwert (pro Portion):

Kalorien: 290, Gesamtfett: 8 g, gesättigtes
Fett: 3 g, Natrium: 240 mg,
Kohlenhydrate: 21 g, Ballaststoffe: 4 g,
Protein: 29 g

Kochzeit: 1 Stunde 30 Minuten
Für 4 Personen

Anweisungen:
1. Heizen Sie den Backofen auf 325 °F (165
°C) vor.
2. In einem großen ofenfesten Topf oder
Schmortopf das Rindereintopf Fleisch,
natriumarme Rinderbrühe, Süßkartoffeln,
Butternut Kürbis, Zwiebeln, Knoblauch,
Rosmarin, schwarzen Pfeffer und Salz
vermischen.
3. Den Topf abdecken und 1 Stunde und
30 Minuten backen, oder bis das
Rindfleisch und das Gemüse zart sind.
4. Servieren Sie den natriumarmen
Rindfleischeintopf.

ABSCHLUSS

Das Leben mit einer Nierenerkrankung kann einzigartige Ernährung Herausforderungen mit sich bringen, aber mit dem richtigen Wissen und der richtigen Anleitung können Sie die Kontrolle über Ihre Gesundheit übernehmen und Ihren Körper mit den lebenswichtigen Nahrungsmitteln ernähren, die er braucht. Die von uns bereitgestellten umfassenden Lebensmittellisten bieten einen Leitfaden für die Bewältigung der Komplexität einer rückenschonenden Ernährung und ermöglichen es Ihnen, fundierte Entscheidungen zu treffen, die Ihr allgemeines Wohlbefinden unterstützen.

Indem Sie diese rückenfreundlichen Zutaten in Ihre Mahlzeiten integrieren, können Sie dazu beitragen, die Symptome zu lindern, das Fortschreiten der Krankheit zu verlangsamen und eine optimale Nierenfunktion aufrechtzuerhalten. Von natriumarmen Vollkornprodukten und magerem Eiweiß bis hin zu kaliumreichen Obst und Gemüse – diese sorgfältig zusammengestellten Listen stellen sicher, dass Sie über die Werkzeuge verfügen, um köstliche und nahrhafte Gerichte zuzubereiten, die auf Ihre spezifischen Ernährungsbedürfnisse zugeschnitten sind.

Denken Sie daran, dass die Behandlung einer Nierenerkrankung eine Reise ist und der Weg nach vorne möglicherweise Geduld, Experimentierfreudigkeit und Bereitschaft zur Anpassung erfordert. Aber mit diesem wichtigen Leitfaden an Ihrer Seite können Sie die Komplexität selbstbewusst meistern, Ihren Körper nähren und proaktive Schritte zu einer verbesserten Nierengesundheit unternehmen. Begeben Sie sich mit neuer Zielstrebigkeit auf dieses kulinarische Abenteuer und lassen Sie sich von diesen Rezepten und Empfehlungen zu einem gesunden, erfüllten Leben führen.

9 798333 042866